I0843815

Toewyding.

Ek dra hierdie projek op aan Heilige Gees wat my senior vennoot
was,
Direkteur, vriend en beste berader.
Dankie. want is jy altyd daar om my te help.
En aan almal wat in die geheim veg teen die monster
Masturbasieverslawing genoem.

Inleiding

Ek is Donald Onyeka Ugwu. 'n Pastoor en 'n bevrydingsbedienaar met 'n berg van vuur wonderwerke bediening. Noordoos 2 streekhoofkwartier in Nigerië. 'n Gegradueerde van 'n skool vir berading, skool vir Bybelkunde, skool van gebed, skool van bevryding en skool van bediening.

En ek het in verskeie ampte van die bediening afgesny, insluitend:
Gebedsvegter is as leier.

Gebedsgroep as leier.

Huis volgskip as leier.

Territoria voorbidder as leier.

 Bevrydingspan as leier.

'n Jeugpredikant.

Met meer as 16 jaar ondervinding op die gebied van bevryding en in die loop van hierdie jare, het ek gesien hoe alle maniere van jukke en slawerny gebreek is. Die Here het baie gevangenes vrygemaak deur my bedieninge.

Voorstander teen masturbasie.

Skrywer Onthulling Masturbasie boek kursus.

My persoonlike raad:

"Van die 1930's tot die 1950's is pasiënte sigarette deur die dokter voorgeskryf, aangesien hulle nie so gevaarlik beskou is soos nou nie. Die oorsaak hiervan was omdat tabakhandelsmerke keeldokters gehuur het om te verduidelik dat stof, kieme en 'n gebrek aan menthol die skuld is wanneer dit by siektes kom, nie sigarette nie. Trouens, hulle het geglo dat sigarette glad nie skadelik is nie en sodra mense begin het, het hulle verslaaf geraak! Tabakmaatskappye het veldtogte in tydskrifte en koerante begin om mense aan te moedig om te rook met advertensies soos 'Dr. Penguin sê menthol is goed vir jou' wat in 1938 gepubliseer is. Die doel was om mense te laat glo dat sigarette eintlik die keel streel in plaas daarvan om dit te beskadig.. Kort daarna in 1948 het die verbande tussen rook en longkanker duidelik geword. Sigaretvervaardigers het hierdie bewyse betwis as deel van 'n georkestreerde sameswering om sigaretverkope te red. 'n Anti-nikotien dieet is deur tabakmaatskappye begin en lae nikotien sigarette is bekendgestel. Die doel was om nikotien-inname te verminder en hul slagspreuk was 'sonder om 'n enkele sigaret op te gee'. Maatskappye het 'n twyfel gehad dat daar 'n verband tussen longkanker en tabak was, so in plaas daarvan om die gesondheidsprobleem te erken, het hulle 'n oplossing gevind om dit te dek, sodat hulle nie hul winste verloor nie." Beste gesondheidskliniek.
Ek is nie teen dokters nie, ek pleit net vir meer navorsing oor die newe-effekte van oormatige masturbasie.

My doelwitte in hierdie boek.

I Om bewustheid te skep van hoe masturbasieverslawing breinselle affekteer.

II Om mense te verstaan hoe oormatige masturbasie 'n tekort aan voedingstowwe veroorsaak.

III Om insig te gee oor die waarde van moringablare, as die beste geneesmiddel vir oormatige masturbasie newe-effekte.

IV Om die voedingswaarde van moringablare te onthul.

Waarom ek hierdie boekprojek aanpak.

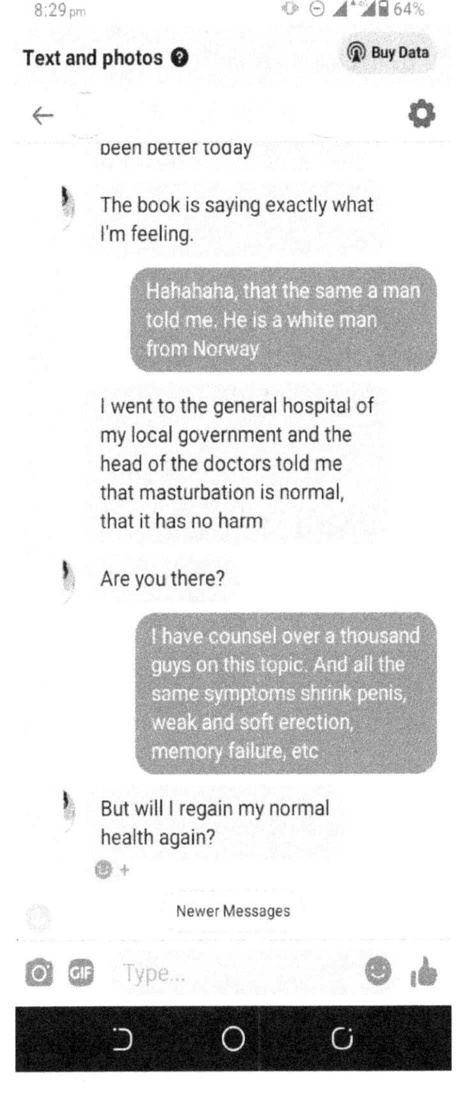

Hoofstuk een.

Wat is masturbasie?

Om te masturbeer is om jou self seksueel te stimuleer. Met ander woorde, om alleen seks te hê, met jouself.
 Bron- woordeskat
Maar na baie berading, navorsing en ondervraging, het ek ontdek dat masturbasie meer is as fisiese stimulasie van sensitiewe organe. Dit is 'n daad wat die ryke van verbeelding baie betrek. Dit is wat ek bedoel die masturbator het seksuele toneel in sy gedagtes uitgebeeld en dan die dade uitgevoer.
Ek definieer masturbasie as 'n geestelike seks of denkbeeldige seks wat fisiese stimulasie behels.
Die ryke van verbeelding en masturbasie.
Die ryk van verbeelding wanneer dit reg gebruik word, is die setel van kreatiwiteit.
 Verbeelding, kanaal in die pad van Bybelse meditasie, maak 'n mens oop vir goddelike verligting. Net so gebruik die okkulte en heksery die ryke van verbeelding om toegang te verkry tot die ryke van die gees.
"Die verbeelding is die sleutel tot kontak met die geesteswêreld"
Rebecca Brown. M.D.[Skrywer hy het gekom om die gevangenes te bevry]
Bron: onthulling masturbasie boek kursus.

Verslawende aard van masturbasie?
Ek het op baie artikels afgekom wat mense aanmoedig om hul liggaam deur masturbasie te verken, en vir hulle om regtig te verstaan hoe hul seksuele orgaan funksioneer.
En hoe om dit die beste te gebruik, om seksuele bevrediging te kry. Maar soos gewoonlik sal die meeste van hierdie skrywes nie hul gehoor waarsku dat hierdie optrede hoogs en erg verslawend is nie. Wêreldbekroonde organisasies soos beplande ouerskap wil uitbrei om hierdie stellings oor masturbasie op hul webwerf te maak:

"Masturbasie is normaal en kan 'n gesonde manier wees om oor jou liggaam te leer. Trouens, dit is die veiligste manier om seksuele plesier te hê wat daar is - daar is geen risiko van swangerskap of SOS'e nie
Masturbeer is heeltemal gesond en heeltemal normaal. Daar is tonne mites daar buite wat bedoel is om jou bang te maak om te dink masturbasie is verkeerd of sleg. Maar die waarheid is dat masturbasie heeltemal veilig is. Masturbeer sal jou nie blind, mal of dom maak nie. Dit sal nie jou geslagsdele beskadig, puisies veroorsaak of jou groei belemmer nie. Dit gebruik nie al jou orgasmes of vernietig ander soorte seks nie.
Trouens, masturbasie kan eintlik goed vir jou wees."
bron: www.plannedparenthood.org

Kyk na die antwoord van organisasie soos John Hopkins toe iemand hulle geskryf het om hul siening oor masturbasie te hoor:

Ek wil graag weet of dit 'OK' is om te masturbeer. Onlangs, wanneer ek alleen is, gebruik ek dit as 'n stresverligter, en ek voel daarna wonderlik. Maar ek sien aanlyn werwe wat sê dit is 'verkeerd' en 'vuil'. Ek wil regtig uitvind of dit normaal of vreemd is.
–Shea*

Uit 'n mediese oogpunt is daar niks fout met masturbasie nie. Dit is heeltemal normaal vir beide ouens en meisies om te masturbeer. Masturbasie kan seksuele spanning, sowel as ander spanning, vrystel.

Masturbasie is in stryd met die oortuigings van sommige godsdienste en ander groepe. Dit is waarskynlik hoekom jy teenstrydige inligting aanlyn vind. Die TeensHealth-dokters kan net oor die gesondheidseffekte weeg: Masturbasie kan nie 'n persoon se fisiese gesondheid op enige manier beïnvloed nie.

Gerugte oor masturbasie wat fisiese probleme veroorsaak, is nie waar nie. Masturbasie kan soms bots met 'n persoon se geloofsoortuigings of persoonlike waardes.

Bron: www.hopkinsallchildrens.org

Dank God vir die wêreldgesondheidsorganisasie wat met vrymoedigheid uitgekom het en die wêreld die waarheid oor hierdie vermenslikende gewoonte vertel het. Die volgende verklaring is op 11 Februarie 2022 deur W.H.O.

"Kompulsiewe seksuele gedragsversteuring word gekenmerk deur 'n aanhoudende patroon van versuim om intense, herhalende seksuele impulse of drange te beheer, wat lei tot herhalende seksuele gedrag. Simptome kan insluit herhalende seksuele aktiwiteite wat 'n sentrale fokus van die persoon se lewe word tot die punt van verwaarlosing van gesondheid en persoonlike sorg of ander belangstellings, aktiwiteite en verantwoordelikhede; talle onsuksesvolle pogings om herhalende seksuele gedrag aansienlik te verminder; en voortgesette herhalende seksuele gedrag ten spyte van nadelige gevolge of wat min of geen bevrediging daaruit put nie. Die patroon van versuim om intense, seksuele impulse of drange te beheer en gevolglike herhalende seksuele gedrag word gemanifesteer oor 'n lang tydperk (bv. 6 maande of meer), en veroorsaak merkbare nood of beduidende inkorting in persoonlike, gesins-, sosiale, opvoedkundige, beroeps- of ander belangrike areas van funksionering. Nood wat geheel en al verwant is tot morele oordele en afkeur oor seksuele impulse, drange of gedrag is nie voldoende om aan hierdie vereiste te voldoen nie.

Noodsaaklike (vereis) kenmerke:

'n Aanhoudende patroon van versuim om intense, herhalende seksuele impulse of drange te beheer, wat lei tot herhalende seksuele gedrag, gemanifesteer in een of meer van die volgende: Om betrokke te raak by herhalende seksuele gedrag het 'n sentrale fokus van die individu se lewe geword tot die punt van verwaarlosing van gesondheid en persoonlike sorg of ander belange, aktiwiteite en verantwoordelikhede.

Die individu het talle onsuksesvolle pogings aangewend om herhalende seksuele gedrag te beheer of aansienlik te verminder..Die individu gaan voort met herhalende seksuele gedrag ten spyte van nadelige gevolge (bv. huwelikskonflik as gevolg van seksuele gedrag, finansiële of wetlike gevolge, negatiewe impak op gesondheid). Die persoon gaan voort om aan herhalende seksuele gedrag deel te neem selfs wanneer die individu min of geen bevrediging daaruit put nie. Die patroon van versuim om intense, herhalende seksuele impulse of drange te beheer en gevolglike herhalende seksuele gedrag word oor 'n lang tydperk gemanifesteer (bv. 6 maande of meer).

Die patroon van versuim om intense, herhalende seksuele impulse of drange en gevolglike herhalende seksuele gedrag te beheer word nie beter verantwoord deur 'n ander geestesversteuring (bv. Maniese Episode) of ander mediese toestand nie en is nie te wyte aan die effekte van 'n stof of medikasie nie. Die patroon van herhalende seksuele gedrag lei tot merkbare nood of beduidende inkorting in persoonlike, gesins-, sosiale, opvoedkundige, beroeps- of ander belangrike areas van funksionering.

BRON: wêreldgesondheidsorganisasie

Wat die bogenoemde stellings volgens Nofab.com beteken

"Volgens kennisgewing gepubliseer op die WGO se webwerf (op 11 Februarie 2022), het die ICD-11 onlangs verdere "kliniese beskrywings" en 'n "diagnostiese vereistes"-afdeling vir geestesgesondheidsklassifikasies bygevoeg. Hierdie opdatering het daartoe gelei dat nuwe inhoud by die Kompulsiewe Seksuele Gedragsversteuring-diagnose gevoeg is. Die veranderinge sluit in om te spesifiseer dat CSBD die "gebruik van pornografie" en "kuberseks" insluit. (masturbasie)" Dit ontplof ook die mites dat CSBD enigiets te doen het met morele oordele, hoë seksdrange, godsdienstige konflikte, of kulturele konflikte, meer deeglik.
Daar is 'n groot hoeveelheid verkeerde inligting aanlyn versprei deur aktiviste wat valslik beweer dat pornografiese verslawing 'n rand, ontmaskerde of pseudowetenskaplike konsep is. In werklikheid erken die hoofstroom geestesgesondheidsorggemeenskap (en die publiek) grootliks dat pornoverslawing 'n ware kwessie is en dat oormatige pornografie ook tot ander nadelige gevolge kan lei.
Honderde studies bestaan oor problematiese pornografie gebruik, en baie navorsers en klinici stem saam dat buite-beheer, oormatige pornografie gebruik pas binne die gedragsverslawing model.
Die Wêreldgesondheidsorganisasie wat kompulsiewe pornografie erken, dokumenteer amptelik wat hoofstroomverskaffers van geestesgesondheid en die wetenskaplike gemeenskap ondersteun.

Hierdie kundiges word nie afgeraai deur randaktiviste wat die bestaan van problematiese pornografie as deel van onverwante kulturele pornografiese oorloë ontken nie.
Problematiese pornogebruik gaan nie oor godsdienstigheid nie.
Soms stel aktiviste of affiliasies in die pornobedryf pornografiese verslawing verkeerd voor as godsdienstig gemotiveerd.

In werklikheid het pornoverslawing niks te doen met godsdienstige sienings nie. Inderdaad, NoFap, een van die grootste pornografiese herstelplatforms, is sekulêr met 'n grootliks nie-godsdienstige gehoor. Een opname het aangedui dat slegs 14% van NoFap se gebruikers godsdienstige redes as 'n faktor genoem het om by die portuurondersteuningsnetwerk aan te sluit.

Bron: Nofab.com

Ten spyte van die verduideliking deur die WIE, het ek my persoonlike navorsing oor hierdie onderwerp (masturbasieverslawing) gedoen en hieronder is my bevindinge en data wat ingesamel is van masturbeerders en diegene wat my eerste boek gelees het wat masturbasie onthul.

"Ek is die eerste keer aan vuil seksuele praatjies blootgestel toe ek 8 was en my eerste pornografiese tydskrif gesien met mense wat op dieselfde ouderdom aan seks besig was. Ek het my eerste pornografiese video gesien toe ek 12 was en het sedertdien, wat ek glo, 'n masturbasieverslawing gehad. Dit is 'n geheime sonde soos ek al te skaam was om aan enigiemand te noem. Ek het lus, seksueel gefantaseer en gemasturbeer na talle meisies saam met wie ek skoolgegaan het, vroue saam met wie ek gewerk het en aantreklike vroue wat ek in die openbaar gesien het. Ek is nou goed in my 40's en en dit bly 'n alledaagse verslawing.

My Pa is oorlede toe ek 7 was en geen man in die gesin het ingetree om die manlike figuur te wees wat 'n jong seun nodig het nie. My ma het nooit weer getrou nie en het eers op 'n seldsame geleentheid daarna op 'n afspraak gegaan, so dit was net ek, ma en my ouer suster. Ek was te skaam om my Ma oor enigiets seksueel te vra.

My seksvoorligting het dus basies gekom van openbare skool, vuilpraat vriende en pornografie. Ek het 'n baie skaam, geïsoleerde, onseker en sosiaal ongemaklike tiener geword en bly so tot vandag toe. Ek het nog nooit 'n romantiese verhouding gehad nie en in die enigste drie pogings om 'n vrou te vervolg het ek klaaglik misluk en soos 'n dwaas uitgekom. So my seksuele begeerte is "vervul" deur seksuele fantasering terwyl ek masturbeer.

Geestelik het ek Jesus leer ken toe ek op 14 kop diep in hierdie verslawing was. 'n Dame saam met wie my ma gewerk het, het ons na die kerk genooi en van die begin af het ek dit geniet en is gedoop. Maar ek het in hierdie sondige verslawing gebly. Het steeds probleme gehad om met ander kinders van my ouderdom te skakel, veral meisies. Ek het op 17 van Christus geval (vir 'n onverwante rede). Deur God moet nooit los nie. Ek het nog redelik gereeld geglo en selfs gebid. Maar ek was 'n ellendige, ongelukkige, ongemaklike volwassene met 'n masturbasieverslawing nou. Ek het egter nie pornografie gekyk nie. Ek was te skaam om ooit 'n pornofliek te huur of by 'n ontkleeklub of grootmenswinkel in te stap. Gelukkig het ek nooit die dienste van 'n prostituut gesoek nie. Maar soos die internet gekom het, het ek soms gratis pornografiese snitte gekyk, maar net omdat ek wou. Ek het nooit die onweerstaanbare begeerte gevoel om pornografie te sien soos ek die onweerstaanbare begeerte het om te fantaseer en te masturbeer nie. Trouens, ek het lanklaas pornografie gekyk. Maar 'n vorm van pornografie bly in my gedagtes.

Ses jaar gelede, en verskriklike situasie in my familie het my teruggetrek na Christus en ek is sedertdien betrokke by my klein kerkie. Maar die begeerte om te begeer, te fantaseer en te masturbeer bly. Trouens, dit is sterker as ooit. Ek voel ongelooflike skaamte daaroor. Ek moet voortdurend na God toe gaan en my daarvoor bekeer. Ek het hom gesmeek om my uit hierdie slawerny te verlos, maar dit lyk nog te sterk. Deur die genade van God, nie uit eie wil nie, is ek steeds seksueel rein op 'n fisiese vlak (slegs omdat ek 'n totale verloorder met vroue is). Maar my verstand, liggaam en gees is besmet met hierdie seksuele onreinheid. Ek is steeds te skaam om dit met enigiemand te bespreek. Dit is waar ek vandag is.

As jy my ontmoet het, sou jy waarskynlik dink ek is 'n oulike, normale ou wat dit alles saam het.

 Ek is oor die algemeen matig suksesvol in die lewe, ek is lief vir God en glo werklik oor die algemeen ek het 'n goeie hart en begeerte om 'n Goddelike persoon te wees. Maar ek het hierdie verskriklike verslawing.

My hoop is om eendag 'n Christenvrou te ontmoet om te trou en my lewe mee te deel. Maar ek weet dit kan nie gebeur met hierdie aaklige verslawing wat my lewe regeer nie. Geen Christenvrou verdien 'n vuil gesinde, wellustige man nie.

Al wat ek kan doen is om met God se hulp te veg. Terwyl ek hierdie skryf, is my doelwit om môre by hierdie tyd uit te kom sonder om in te gee. As ek dit doen, sou die volgende doelwit wees om by die volgende dag uit te kom. Basies een dag op 'n slag. Ten diepste glo ek dat God my sal verlos. Maar ek moet saam met hom werk en aan hom oorgee ek het hulp nodig"

Van Adam.

,

"Daardie eerste klik was opwindend en verhelderend, en ek was dadelik ingetrek en verslaaf. Ek het nie regtig geweet dat pornografie en masturbasie "sleg" is nie, maar ek het die dringendheid gevoel om dit geheim te hou. Teen die tyd dat ek hulle as sonde verstaan het, was ek verslaaf en gevrees om uitgevind en verwerp te word as die frats wat ek gevoel het ek is. Pornografie is immers 'n ouer man se probleem en nie 'n 11-jarige meisie s'n nie, reg? Pornografie het my troos, geselskap en aanvaarding vir ure op ure elke dag geword. Om my verslawing bloot te lê, het 'n bedreiging van ongemak, isolasie en verwerping van die regte mense in my lewe ingehou.

Ek het 'n dubbele lewe begin lei. Ek beskryf myself dikwels in daardie seisoen as Two-Face uit die Batman-reeks: I loved God with all my half, and I loved my addiction with all of my wederhelfte.

Oor die jare het daardie spanning my uitgeput en ek het geweet ek moes vryheid vind, maar het geen idee gehad waar om te begin nie.

Op 19, toe 'n vriendin haar eie verslawing aan pornografie erken het, het ek die lang reis na vryheid begin.

Om uit te vind dat ek nie alleen is nie, was 'n belangrike eerste stap, maar vir die volgende 7 jaar het ek op 'n siklus gegaan om pornvrye dae te tel, in 'n aanlyn binge verval, ineengestort in skaamte-gevulde bekentenisse met mense na aan my, en begin weer van voor af.

My oplossings het nie gewerk nie en ek was in my siel gedra van my verslawing.

'n Seisoen van pyn

In 2010, na 16 jaar van verslawing, het ek God gevra om my heel te maak, ongeag die koste. Ek wou nie meer tweegesig leef nie. Ek het gehoor van 'n plaaslike Kansas City-meisie, Crystal Renaud, wat 'n klein herstelgroep vir vroue by haar kerk bestuur het. Ek het nie geskroom om in te skryf nie en daardie eerste aand het met hoop weggestap omdat ek gesien het dat my herstel reeds aan die gang was. Ek het nie besef dat ek elke keer as ek bely het, aanspreeklikheid gehad het, tot God geroep het en dae getel het, dat ek in die rigting van vryheid was nie.

Elkeen van die ander dames was daardie aand so dapper soos vir hulle, dit was hul heel eerste tree en hulle het soveel skaamte en vrees in hul gesigte gedra. Dit was die aand wat ek geweet het dat God my reeds genees het en dat hy my heel sou maak.

'n Week later was ek uit en stap en 'n dronk bestuurder het die pad verlaat en my raakgery.

Afgeblaas begin nie beskryf wat ek gedurende my seisoen van fisiese herstel gevoel het nie. Ek was fisies, emosioneel, verstandelik en geestelik gebroke. Ek is vir dood langs die pad gelos. In 'n toestand wat ek ironies vind, bevat die helfte van my gesig metaal om my gebreekte bene bymekaar te hou—ek is letterlik tweegesig. My hantering deur pornografie het 'n laagtepunt bereik toe ek begin betrokke raak by geselsies, SMS'e en persoonlike verbindings. Ek het alleen gevoel, verwerp deur die wêreld en God self, en gestraf vir my freakish onvolmaakthede. Ek het soveel pyn gevoel van die herstel en so uitgeput om myself te probeer regmaak.

Ek was self-troos op die laagste manier. Ek kon nie verstaan hoe 'n goeie God wat my kwansuis liefgehad het, so iets kon toelaat in 'n seisoen waar ek gevoel het ek kom uiteindelik nie.

Bron: convanteye.com

"Ek glo ten volle dat my verslawing 'n direkte gevolg was van my vroeë blootstelling aan pornografie meer as 40 jaar gelede. Ek verskoon in elk geval geensins my gedrag nie. Ek het die keuses gemaak wat my verslawing gevoed het. Meer as 'n jaar gelede was ek vasgevang in my verslawing met geen hoop op vryheid nie.

Ek het geglo dat ek boos is en gedoem is om 'n slegte mens te wees.
Ek het uiteindelik die trauma en pyn gesien wat ek my vrou
aangedoen het. Ek het gekies om dit uit elke hoek te beveg. Ek het
begin om weeklikse 12 stap groep by te woon. Ek het meer betrokke
geraak by my kerk se mans se kleingroep. Ek lees enigiets wat ek
oor seksverslawing kon vind. Ek het televisie, sosiale media opgegee
en my internetgebruik beperk. Ek het terapie gesoek en na 5 terapeut
het ek 'n CSAT gekry. Sy het my diep laat delf en die wortel van my
verslawing gevind. Ons het hard na my kinderjare trauma gekyk en
ons het dit met EMDR opgelos. Dit het alles begin met seksuele
misbruik en my vroeë blootstelling aan pornografie. Ek het nou 'n
nuwe lewe en 'n nuwe gesonder huwelik. Ek is nou 'n beter mens en
'n beter man. Ek is nie meer vas in my verslawing nie, want ek het
gekies om my lewe te verander om 'n ander uitkoms te kry. Ek het
mnr. Capparucci se boek gelees en dit is 'n wonderlike hulpbron. Ek
het my innerlike kind se pyn opgelos en ek hoef nie voor dit te bly
nie. Hy is in die verlede en het nie meer beheer oor my nie, ek het
hulp nodig" van: Ameh

'Ek is waarskynlik een van die ernstigste gevalle op hierdie webwerf.
Ek het al sedert 11 na pornografie gekyk en het 'n paar redelik
beduidende ED-probleme rondom 16 jaar oud begin ontwikkel. Jare
gelede het ek dokter toe gegaan om toetse te laat doen, net om met 'n
skoon gesondheidsrede terug te kom. Dit het my gefrustreerd en
bang gemaak, want ek is seker dit het julle almal gedoen, en ek het
jaar na jaar verwoed begin soek na antwoorde oor hoekom 'n jong,
gesonde man beduidende seksuele probleme sou ondervind. Dit was
eers 'n paar maande gelede dat ek die onthulling van
masturbasieboekkursus ontdek het, en al die kolletjies het gou begin
verbind, ek het hulp nodig.

   van Dan.

Ek is 'n 29-jarige man, ek het begin pornografie kyk en masturbeer amper sodra ek puberteit bereik het, en het geleidelik 'n groot probleem gehad om 'n ereksie te kry, selfs deur pornografie te kyk of regte seks te hê, en dit was frustrerend vir ek en my seksmaats, meisies wat daardie goed persoonlik. MAAR, vandag het ek my eerste onwillekeurige ereksie in jare gekry. Dit klink stupid maar ek is so freaking happy help.
    Van Okoh.

"Ek waarborg, ongeag wie dit lees dat die kans ernstig in my guns is oor wie se verslawing erger was (nie trots daarop nie – net 'n feit). Op grond van die honderde plasings wat ek gelees het, sou ek sê dat my probleem waarskynlik in die ergste 5% was. Ek lees selde van iemand wat so sleg af is soos ek, en dit was deel van hoekom dit alles so hartverskeurend en net pure ellende vir my was. Hopeloos. … Maak geen fout nie – dit was nie maklik nie. Om die waarheid te sê, dit is regtig f-ing moeilik.
Ek het 'n paar verslawings in my lewe geveg - van nikotien tot alkohol en ander middels. Ek het hulle almal oorkom, en dit was verreweg die moeilikste. Drange, mal gedagtes, slapeloosheid, gevoelens van hopeloosheid, wanhoop, waardeloosheid en vele meer negatiewe dinge was alles deel van wat ek met hierdie p en m ding deurgemaak het. Dit is 'n verskriklike ding wat ek nooit weer in my lewe sal moet hanteer nie - ooit het ek hulp nodig."
van Ever.

"Ek is 'n simbool van 'n aaklige moontlike pad vir jou. Ek is 'n voorbeeld van hoekom jy bewus moet wees daarvan dat dit 'n groot probleem is om na pornografie te kyk.

Ek is nie 'n millennium wat net homself as 'n eksperiment probeer uitdaag nie. In baie opsigte was dit 'n lewenslange reis.

Vir my het masturbasie op 'n vroeë ouderdom gelei tot pornoverslawing as 'n tiener, wat uiteindelik gelei het tot toneelspel met onvervulde toevallige emosionele/fisiese verhoudings met meisies wat gelei het tot dierlikheid en dan 'n hoë risiko seksuele slingers met ouens van Craigslist en volwasse teaters en vroulike prostitute, ontkleedansers, masseuses, ens. By 'n paar geleenthede het ek selfs gekuier en probeer om gewone vroulike burgerlikes op te tel wat net by 'n bushalte loop of wag. My masturbasiesessies oor die jare het huishoudelike items, kos, klere/skoene van vroulike familielede ingesluit, die verbruik van my eie urine en semen, ens. My fantasieë – wel, jy kan jou voorstel. Deur koerantberigte te lees en steekvideo's van sieker mans te kyk, weet ek daar is selfs 'n erger vlak daarna, en gelukkig het ek dit nog nooit gedoen nie.

Hoe meer ek probeer keer het, hoe erger het dit geword. Dit is soos om aan 'n skurfte te pluk. Daar is tye waarin ek maande lank skoon was en ander kere wat dit daagliks verskeie kere was" Ek het hulp nodig.

Van Denis.

"Ek het 'n vraag aan. Ek is 'n wedergebore ongetroude Christen. Ek het die Christendom betree met my lewe van masturbasie (Doen DIT van kleins af - grootgeword in 'n huis met geskeide ouers). Vir 'n tyd was ek besig om volwasse te word, en het gedoen Ek besef nie DIT het my verwoes nie. Vandat ek 'n Christen geword het, het ek daarin geslaag om pornografie te skop, maar het by masturbasie gebly. Soort wenk B. Toe kom die Dag wat God met my oor IT praat. Ek het die besluit geneem om op te hou. En ek het opgehou ,vir meer as 2 en 'n half jaar het ek glad nie gemasturbeer nie. Maar die begeerte om dit te doen is steeds daar.

Soms het ek my hande op my penis gekry in die oggend wanneer ek wakker word, hou ek aan om te masseer totdat ek voel naby om te ejakuleer en dan stop ek. DIT is amper soos masturbasie, en nadat ek groot skaamte gekry het en berou gehad het, maar die begeerte kom byna elke oggend terug. En ek is siek vir hierdie tipe lewe. Hoe kan ek selfs beheer kry hieroor?En hoe kan ek volwasse word in hierdie area?Dankie vir jou begrip, gee my gerus wenke"
van Flourish.

"Hallo, ek is redelik onlangs in die Christendom en ek sukkel met masturbasie, ek voel asof dit my pynig. Ek is getroud en my vrou weet en gee nie om nie.. sy dink waarskynlik dit is skadeloos, maar sy is nie regtig 'n toegewyde Christen nie (dit maak my hartseer) Ek wil ophou, ek doen regtig vir God. Maar die gevoel om dit te doen is vir my so oorweldigend en ek doen dit bewustelik en voel onmiddellik daarna pure skuld, maar herhaal op een of ander manier my dade, ek voel soms nie of ek in beheer is nie. Ek is seker tipe c waaroor ek nog erger voel, ek wil graag by tipe b uitkom dan stop heeltemal! Ek het vir 3 weke gegaan om dit nie te doen nie, toe is ek weer opnuut geaktiveer en gesondig. Dit kom nou by 'n punt waar ek voel dat die Here my verhard terwyl ek verlate en onvergeeflik is op die dag van oordeel. Ek wonder ook soms of dit die duiwel is wat my probeer temper. Ek het 'n baie betreurenswaardige verlede voordat ek die Here met baie hoerery met baie vroue gevind het en ek probeer myself vergewe om te lees dat die Here se woord en dink hy het my nog altyd geken en ken my volle storie van begin tot einde so miskien Ek is nie verlaat nie.. maar ek voel ek het 'n baie lang pad om te gaan om te versoen en nie genoeg tyd om dit te doen nie Enige raad sal asseblief baie ontvang word"
van broer Ampah.

"Haai,
Ek is net 15 jaar oud en masturbeer reeds vir 4 jaar. Sowat 2 jaar
gelede is toe ek pornografie begin kyk het en nou is ek verslaaf. Die
skuldgevoel wat ek vroeër gevoel het, is nou amper weg en die
enigste rede hoekom ek wil ophou is omdat ek weet dis sonde. Ek is
nie seker hoe om te werk te gaan om te stop nie. Selfs al is ek nie
veronderstel om in te koop in die oortuiging dat 'ek moet dit doen'
nie, het ek byna elke keer as ek probeer stop het misluk.

Ek weet ek kan dit nie op my eie krag doen nie en ek het God s'n
nodig, maar wanneer ek bid vir selfbeheersing word die versoeking
erger. Ek weet nie wat om te doen nie en enige voorstelle sal nuttig
wees.
Dankie”

“Hallo, ek masturbeer nou al vir sowat 4 jaar en ek is 15 jaar oud,
die eerste jaar van masturbasie het gegaan oor my fisiese behoeftes,
en die drang om dit te doen. Maar dit het toe in 'n tipe C geval
verander omdat ek na beter gevoelens gesmag het. Ek het onlangs op
'n retreat gegaan en ek het vir die heel eerste keer oor hierdie optrede
gebieg, en ek voel 'n klomp beter. Maar dit het nie die drange gehelp
nie, so ek het aanlyn gesoek of masturbasie op sigself 'n sonde is.
Wat ek gevind het, was dat masturbasie op sigself nie 'n sonde is nie,
maar dit maak die deur oop vir pornografie, seksuele fantasie en
wellus. Ek is nie getroud nie, en ek probeer die drang afhou so lank
as wat ek kan. Toe ek my navorsing gedoen het, het ek ook gevind
dat jou Semen sal versamel en jou behoefte aan seks of masturbasie
toeneem. Ek wil net weer bevestig dat wat ek gevind het waar was
en dat as ek nie lus is of 'n sonde pleeg nie, is masturbasie ok? Reg?
Indien nie, help my asseblief, ek is baie deurmekaar en het baie hulp
nodig.” Van Anthony.

"Ek is al vyf jaar met my vrou getroud en ek is lief vir haar. Ek sal haar nooit verneuk nie. Maar ek het 'n probleem om na pornografie te kyk en te masturbeer. Toe ek enkellopend was, het ek nie veel daarvan gedink nie - dit was 'n manier om seksuele verligting te kry en ek het vir myself gesê ek sal ophou wanneer ek getroud is. Noudat ek getroud is, vind ek daardie ou gewoontes dood. My vrou weet ek sukkel hiermee en sy is baie ondersteunend. Ek vind dat ek dikwels ten minste 'n week kan gaan sonder om in die versoeking oor te gee, maar ek mors altyd en voel dadelik skuldig daarna. Ek vra altyd vir God om vergifnis, maar ek is bekommerd dat sy genade eendag sal eindig en ek regtig in die moeilikheid sal wees.

Ek het al talle Christelike artikels hieroor gelees, maar hulle spuit altyd dieselfde spreekwoorde en tema: "Lust is boos, moenie masturbeer nie". (Ja, ek weet dit) Maar om op te hou is nie so maklik soos om te sê "Goed, ek is klaar daarmee".

Die probleem is ek moet op 'n rekenaar werk vir my werk en ek werk baie dae van die huis af (alleen).

Om te bid help soms en ek het wel 'n paar pornografiese blokkeerders op my rekenaar (wat my nie toelaat om toegang tot werwe te kry nie) ongelukkig is daar niks wat baie funksioneel vir my foon is nie (hulle het blaaierblokkeerders, maar dit beperk jou deur jou 'n lomp blaaier te laat gebruik wat dikwels ineenstort en nie integreer dit in jou blaaier van keuse).

Ongelukkig het die Christelike industrie dit goed geag om slegs aanspreeklikheidsagteware aan te bied waarvoor jy MOET BETAAL – wat soort skynheilig lyk as jy in ag neem dat die punt is om ander gelowiges te help om nie te sondig nie.

So, o groot en wyse Christelike gemeenskap – hoe de fok is ek veronderstel om dit te oorkom? Jou raad sal waardeer word"
van Samuel.

"Ek sukkel sedert my tienerjare met pornografiese verslawing en, net soos Gabe, het ek gevoel dat nadat ek getroud is, die kwessie volgens 'n gesonde sekslewe gesorteer sal word. Dit het nie. Dit was eers nadat ek verlede jaar 'n allemintige laagtepunt bereik het dat ek vry hiervan gevoel het. Ek het steeds aanspreeklikheidsagteware oor alles, en ontmoet steeds 'n aanspreeklikheidsvennoot, en ek en my vrou het gereelde inskrywings om te sien hoe ons albei voel en hoe dinge in daardie departement gaan. Dit was alles redelik positief vir die afgelope jaar.

Tot onlangs. Ek het gemors.

Ek besef dat ek nog altyd die kwessie in ons huwelik gesien het as een van wellus en misleiding. My vrou is 12 weke swanger en het moeg en siek gevoel. Natuurlik is haar vermoë om intiem te wees aansienlik verminder en, uit vrees om in wellus te verval, het sy gekies vir "Tipe B"-masturbasie. Twee keer in die laaste paar weke. Ek weet sy hou nie van enige tipe masturbasie nie, maar ek het nie verwag dat dit so verskriklik sou gaan toe ek haar net vertel het nie. Op 'n stadium het ek myself probeer verdedig deur te sê dat ek dit doen om druk van myself te verlig (ek was in 'n opregte vrees om in wellus te gly), maar ek het ook gevoel dit was "meganies of feitlik". Waarop sy 'n vraag gevra het wat my verstom - hoe kan dit druk verlig, as dit nie op een of ander manier seksueel bevredigend is nie? Ek voel daar is wetenskap hieragter wat ek nie ken nie. Enige idees?"

van Josia.

" Ek het na my masturbeer vanaf die ouderdom van 14 omtrent elke twee dae (fantasier van enigiets waaraan ek kon dink) tot my troudag (ouderdom 25) toe ek gedink het ek sal nie meer nodig hê nie. Toe begin drang om terug te keer sowat 5 jaar in my huwelik. My vrou 'n wedergebore Christen was nie bewus van my agtergrond van masturbasie en veral in ons huwelik nie.

Teen 15 jaar in ons huwelik en 3 kinders later het ek na pornografie op die web gekyk. Teen 2013 het ons huwelik tot 'n einde gekom, oor 'n angswekkende 6 maande het ek my gruwelverhaal stadig aan my vrou verdryf, ek was verlore in wellus, pornografie en slaap met prostitute. Nou op die ouderdom van 50 kan ek uit ondervinding praat dat sedert ek Christus as my Verlosser in Feb 2013 aangeneem het en van masturbasie en seks gebly het tot Oktober 2013 toe ek en my pragtige vrou vir 'n naweek saam weggegaan het, dit die begin was van iets wat ek het nie genoeg tyd om hierdie pos te verduidelik nie! So my raad is, sedert ek ophou masturbeer het ek vry gevoel van die ondeug wat dit oor my gehad het en intimiteit met my vrou het diep geword en God eer. Wen die wedloop, Amen"

"Ek is nou al twee jaar 'n gay Christen in herstel vir seksverslawing, insluitend masturbasie tot fantasie. Ek tree nie meer op met ander nie, en God het my genadiglik op baie maniere uit my ou lewe herstel. Masturbasie is waar ek steeds herhaaldelik misluk. Ek het een keer 35 dae gehad, toe het ek teruggeval.
Herstel het my uitgedaag om baie oop te wees oor my stryd, en ek het geen tekort aan raad van my pastoor, broers, borg en aanspreeklikheidsvennote nie. Niemand stem saam nie. Jou artikel is interessant, maar op geen manier nuut vir my nie. Uit jou artikel word ek herinner aan die belangrikheid daarvan om oor en oor aan geestelike dinge herinner te word.
Ek moet egter beklemtoon dat jou argumente oor wat gesond is van seks, alles noodwendig verwys na voordele in 'n gesonde huwelik. Niemand het enige argument verskaf vir ons wat as enkellopendes ly, hetsy gay of nie, wat nooit sal trou nie.

Tot vandag toe, en tot my frustrasie, het ek geen oplossing as een wat altyd sal brand, maar nooit sal trou nie. Tog word daar van my verwag om sterker te wees as al die swak mans (soos Paulus hulle beskryf het) wat kan en wel trou. Ek wag steeds vir 'n relevante geestelike en skriftuurlike basis vir my lyding, en vir my verwagtinge. Ek weet al die tyd dat my verwagtinge nie my eie is nie, word dit op my afgedwing."

van Justin.

"Hierdie artikel oor masturbasie was baie goed. Ek stem toevallig saam dat masturbasie in werklikheid 'n baie eensydige aantrekkingskrag daarvoor het en die verhouding met GOD en ander mense vernietigend beskadig. Ek is 31 jaar getroud. Voor die huwelik was ek baie betrokke by pornografie en masturbasie en ek het begeer om as 'n Christen te lewe. Jy sou dink dat sodra jy getroud was, sou al daardie gevoelens en emosies wat jou gees en liggaam weggegooi het, verdwyn het. Wel, ek sal sê dit is niks anders as 'n mite en leuen nie. Ek het eintlik gedink ek is breëdenkend en progressief in my seksuele denke. Kortom ek het amper my huwelik verloor. Die enigste positiewe ding wat ek gedoen het, was om niks huis toe te bring nie. Hoofsaaklik omdat ek nie wou hê my twee seuns moet hierby betrokke raak nie (vullis). So is ek genees, is ek vrygemaak en bevry van hierdie slawerny. Die antwoord is beide Ja en Nee. Jy vra hoekom? Bloot GOD deur JESUS het my vrygemaak. Aan die kruis het CHRISTUS elke sonde van die val van die mensdom vasgespyker. Nee want (ek) bly probeer om die spykers uit te trek. Die enigste antwoord is om aan te hou kyk na GOD se Heilige Woord wat ons gedagtes kan was soos water wat ons hande van vuil was. Hier is 'n paar van wat ek oor die afgelope 40 plus jare uit die woord van GOD ontdek het. Uit Jakobus 1:13-15 Wanneer versoek word, moet niemand sê: GOD versoek my nie.

Want GOD kan nie deur die kwaad versoek word nie, en Hy versoek niemand nie; Maar elkeen word versoek wanneer hy deur sy eie bose begeerte weggesleep en verlok word. Dan, nadat begeerte swanger geword het, baar dit sonde en sonde as dit volgroeid is, baar dit die dood. Die sleutel hier is vers 14 ons weet GOD sal ons nie versoek nie (let wel) dit praat nie van Satan of enige demoniese wese wat ons versoek nie, Maar ons eie begeerte. Ek weet dit is moeilik om te begryp, maar hoekom? Vir my moet ek erken dit was omdat ek dit geniet het en die pyn wat ek met masturbasie geassosieer het, weggehou het. Raai wat was ek verkeerd. Ek sal op 'n ander tyd meer praat. GOD HEILIGE seën elkeen wat sukkel soos ek het en wat hierdie kwessies sal oorkom deur GOD se wonderlike Genade en Liefde.
Van Michael John.

"Ek het ses jaar lank masturbeer sedert ek 14 was en nou 19 is en ek wil 'n einde daaraan maak. wat moet ek doen? Want ek het gehoop op 'n opregte lewe nee waarvoor ek in nee leef, dit sal help as jy my stappe gee om hierdie tronk te laat gaan, dankie"
van Dauda.

"Ek het gesukkel met masturbasie vandat ek so twaalf jaar oud was, voor ek eers geweet het wat dit was. Ek het gevoel dat dit verkeerd is, en keer op keer baklei om op te hou.
Ek was 'n gelowige vandat ek omtrent ses was, en het alles gedoen wat ek kon om die skuld en skaamte wat ek voel elke keer as ek sou val, te balanseer, of dit nou ekstra hard werk in my kerk of in my skoolwerk of boeke kies wat nie t my laat struikel. Ek het heeltyd kwaad gevoel, en ek het skaam en gefrustreerd gevoel omdat ek nie kon deel waarmee ek te doen het nie, want ek was so skaam.

Ek is nou op my vroeë twintigs, en is verloof aan 'n wonderlike, liefdevolle, Goddelike man wat Covenant Eyes gebruik en dit baie duidelik maak dat hy 'n lewe van reinheid nastreef. Ek het hom nie van my stryd vertel nie, en het eers onlangs vir 'n goeie vroulike vriendin daarvan vertel omdat ek moeg was om dit weg te steek, maar bang was dat iemand my net sou sien as die bedrog wat ek gevoel het ek was. Ek wil vir hom sê, verkieslik voordat ons voorhuwelikse berading betree, sodat ons sonder skaamte of skuld in die huwelik kan tree. Ek wil werk aan vryheid in Christus, en ek weet ek kan dit nie doen deur weg te kruip nie."
Suster Ann.

"Ek het na hierdie artikel gekom omdat ek moeg is vir hierdie gevoel van hoe dit lyk, om 'n slaaf in kettings van masturbasie te wees of beheer te word soos 'n marionet. Ek is negentien, ek weet wat reg en verkeerd is, tog doen ek dit in elk geval. Ek wil dit stop, Dit het op die ouderdom van 8 begin en sedertdien word dit erger. Dit lyk of dit sterker word soos ek ouer word, die begeerte na die seksuele dryfkrag. Ek woon tans 'n Sewende Dag Adventiste Skool by en ek wil wel in iemand ingeperk word om my te help verstaan, ook om dit te oorkom."
van Ene.

"Help asseblief ek sukkel met masturbasie sedert die dood van my man 16 jaar gelede was ons baie seksueel aktief terwyl hy gelewe het en noudat hy weg is, is al waaraan ek kan dink om seks te hê, ek het gebid maar ek moet nog soort bevrediging in my lewe Ek moet weet waarheen ek kan draai Ek weet dit is 'n sonde teen God se wil om flits te bevredig, maar as jy vir 32 jaar seksueel aktief is dan is dit skielik verby, help asseblief"
Van Genade.

"Ek het dit geniet om hierdie artikel en opmerkings wat met hierdie pos verband hou, te lees. In my situasie is ek egter al 13 jaar selibaat en het ek 'n baie hoë seksdrang. Ek het my ginekoloog besoek en ek is meegedeel dat my vlakke normaal is. Ek verlang na 'n man, maar tot daardie tyd het ek die drang om daagliks te masturbeer. Ek is in 'n daaglikse stryd om hierdie drang te weerstaan, maar dit is baie moeilik. Ek het sedert Januarie 2020 nie gemasturbeer nie en dit is so moeilik. Ek sal erken dat ek romanse flieks kyk (nie pornografie nie), maar naby, wanneer ek die begeerte voel. Ek voel dadelik skaam en weet dat dit nie vir GOD behaag nie. Ek het ook 'n tienerdogter en ek wil nie vir haar 'n teleurstelling word nie. Ek bedoel, hoe kan ek haar help met stryd wat sy in die gesig staar wanneer ek my eie aanpak. Ek probeer so hard om sterk te bly vir haar en om 'n positiewe rolmodel te word. Hou my asseblief in julle gebede, want ek glo wellus is die grootste probleem. Enige raad sal baie waardeer word"
Van Emmanuela.

uit bogenoemde stellings en persoonlike onderhoude met meer as duisend mense s'n, ontvang ek daagliks oproepe en masserings van mense wat verslaaf is aan hierdie ondeug en nie weet hoe om dit te stop nie. Ek het tot hierdie volgende gevolgtrekkings gekom:

(1) masturbasie is so verslawend dat daar geen punte is om tieners te leer hoe om dit te beoefen nie.

(2) Net soos harde dwelms manipuleer hierdie daad hierdie breinhormone (dopamien ens) om die masturbeerder te verslaaf. Daardeur word onbevredigende drang na die daad geskep.

(3) Die lyn tussen matige masturbasie en oormatige masturbasie is so klein dat die meeste masturbeerders nie weet wanneer hulle dit oorsteek nie.

(4) Die meeste mense het hierdie daad begin op 'n baie teer ouderdom van 8 tot 10 jaar, baie van hierdie kinders weet nie eers wat die daad genoem word nie. Alles as gevolg van verkeerde blootstelling aan porno-webwerwe. En selfs as volwassene is nog steeds verslaaf.

(5) Net 'n eerste toevallige klik op pornwebwerwe, het baie gelei tot lang tyd toevoeging.

(6) Om jou te vertel hoe verslawend die gewoonte is, pornhub 'n webwerwe wat pornografie, masturbasie en ander erotiese inhoud bevorder. Die webwerf het ongeveer 50 miljoen gebruikers gekry net binne 19 dae nadat hulle hul webwerwe in 2007 geskep het.

En in 2022 alleen, in hul 2022-jaarverslag het ongeveer 38 miljard besoeke gekry. Wat dink jy dwing sulke talle mense na so 'n webwerf as dit nie verslawing is nie? Lees hieronder en sien wat die bestryding van die nuwe dwelms oor hierdie verslag te sê het.

"Die mees gesoekte pornografie in 2022, volgens Pornhub se jaarverslag

Pornhub se jaar-in-oorsig wys vir ons wat die gewildste pornografie in 2022 was—hier is hoe dit skadelik is vir individue, verhoudings en die samelewing.

Ons gebruik Pornhub as ons bron om die pornografiegewoontes van die samelewing te bestudeer, want dit is die 10de mees besoekte webwerf in die wêreld en die tweede gewildste volwasse webwerf op die internet. Gegewe Pornhub se plek as 'n wêreldleier in volwasse "vermaak", is hul beriggewing meer geneig om insig te gee in die groter bevolking se huidige en toekomstige gewoontes.

Ons deel hierdie inligting nie om meer mense na pornografie of Pornhub te lok nie, maar om mense te help om die omvang van die kwessie waarmee ons te doen het, te verstaan, sodat ons meer toegerus kan wees om dit aan te spreek.

Met dit gesê, kom ons spring in.

Die pornifikasie van die samelewing

Ten spyte van Pornhub se onlangse reeks slegte pers en regsgedinge, insluitend, maar nie beperk nie tot, verslae van hulle gasheer en voordeel uit nie-konsensuele inhoud en kinderuitbuiting, top kredietkaartmaatskappye wat bande verbreek en die verwerking van betalings op hul webwerf opskort, en ondersoeke teen hulle (Kanadese Parlementslede het die maatskappy ondersoek, die webwerf ontvang 3,2 miljard besoeke per maand en meer as 38 miljard besoeke per jaar.

Daar is 8 biljoen mense in die wêreld. Dit beteken dat die gemiddelde mens die volwasse webwerf ongeveer vyf keer per jaar besoek. En dit is net een porno-werf. Dit sluit nie Pornhub se mededingers in nie, soos XVideos, wat 3,3 miljard maandelikse besoeke ontvang. (In die geval dat jy nuuskierig was, word hulle ook beskuldig dat hulle voordeel trek uit nie-konsensuele inhoud en minderjarige video's).

Dus, kom ons kyk na vanjaar se inhoud wat die meeste gekyk is op die webwerf:

Die mees gesoekte term op Pornhub in 2022 was "Hentai." Andersins bekend as spotprentpornografie, sal sommige verbruikers redeneer dat dit meer eties is om daarna te kyk, want geen fisiese mens word benadeel in die maak daarvan nie. Maar dit is om verskeie redes nie noodwendig waar nie.

Hentai beeld hoogs oordrewe seksdade uit met onmoontlik groot liggaamsdele. Dit bevat ook ontstellende en gevaarlike idees en fetisje soos vreemdelinge, monsters, kinders (spesifiek klein meisies) en bloedskande. Dit is nie ongewoon dat nie-menslike wesens soos demone en reuse-insekte spotprentvroue verkrag, wat geneig is om soos 'n mengsel van 'n volwassene en 'n kind te lyk.

“Lesbies” en “Transgender” is in die top 20-gekykte kategorieë op die werf in 2022. Alhoewel pornografievervaardigers dalk probeer om inhoud te skep wat vir die LGBTQ+-gemeenskap voorsiening maak, skep hulle eerder inhoud wat daardie individue en hul verhoudings verkeerd voorstel. en uiteindelik spyseniering aan die verkeerde gehore, wat dan die inhoud fetisjiseer.

Binne die "Transgender"-kategorie bevat baie video's verkleinerende en vernederende gedrag wat daarop gefokus is om die akteurs met pynlike seksdade te "straf", wat dikwels aanstootlike terme gebruik. Pornhub berig dit het meer as 150 miljoen daaglikse aktiewe besoekers, en daarom is daar geen tekort aan nuwe neigings, soektogte en interessante statistieke om uit te lig nie.

As deel van Pornhub's Year in Review, het die webwerf 'n volledige oorsig van statistieke met betrekking tot Kanada verskaf. Eerstens is die algehele plasing wat verkeer betref. Kanada bevind hom weer in die Top 20-lande wat volgens verkeer gelys is. In 2022 het Kanada tot die agtste plek geval, deur Duitsland verbygesteek. Die VSA is in die eerste plek, met die VK in die tweede plek.

Tyd wat per besoek spandeer word, word ook deur Pornhub afgebreek. Die gemiddelde tyd op die webwerf per besoek word geskat op nege minute en 54 sekondes, 'n afname van 20 sekondes wanneer 2021 se statistieke vergelyk word. Kanada se gemiddelde skiet effens te kort op nege minute en 28 sekondes. Egipte loop egter voor met 11 minute en 12 sekondes gemiddeld.
Kom ons kyk dan na die verkeer per toestel in Kanada. Hierdie jaar berig Pornhub dat 75 persent van Kanada se verkeer deur middel van mobiele toestelle gemaak word. Werkskermgebruik neem steeds af, met vanjaar se gebruik op 'n gerapporteerde 20 persent in die land.

Demografie is ook 'n hoogtepunt in vanjaar se Oorsigjaar. Pornhub berig dat die 18-24-groep 22 persent van Kanada se besoekers insluit. 25-34 maak die meerderheid uit met 27 persent. 35-44 kom in by 20 persent. 45-54 land op 14 persent. 55-64 tel tot 10 persent. 65+ rond die demografie af met slegs ses persent.
Hoekom dit saak maak

Pornografie word meer toeganklik, meer genormaliseer en meer hoofstroom as ooit tevore. Alhoewel Pornhub onderhewig was aan verskeie regsgedinge en miljoene van sy video's in 2021 moes verwyder omdat dit nie kon bewys of sy video's minderjarige slagoffers of nie-konsensuele optrede insluit nie (en dit kan steeds nie), bly hy voordeel trek uit uitbuiting.
Elke siening, klik en aflaai versterk verder houdings en gedrag van degradasie en objektivering, insluitend die aanhitsing van die uitbuiting en fetisjisering van gemarginaliseerde mense."
Bron: Bestryding van die nuwe dwelms.

Hoor nou wat noemenswaardige psigiater te sê het oor pornografie en masturbasieverslawing."Moderne wetenskap laat ons toe om te verstaan dat die onderliggende aard van 'n verslawing aan pornografie (masturbasie) chemies byna identies is aan 'n heroïenverslawing."   Dr Jerry Satinover.
Amerikaanse psigiater, psigoanalis en fisikus.

"Pornografie is uit die aard van die saak 'n gifstof vir gelyke geleenthede. Dit beskadig die kyker, die optrede en die gades en die kinders van kykers en die kunstenaars. Dit is giftige wanopvoeding oor seks en verhoudings. Dit is giftiger hoe meer jy verbruik. Hoe moeilik die verskeidenheid jy verbruik, en hoe jonger is meer kwesbaar."
Dr, Mary Annie layden. Phd. Is 'n psigoterapeut en direkteur van onderwys by die sentrum vir kognitiewe terapie aan die universiteit van Pennsylvania.

"Pornografie (masturbasie) veroorsaak 'n magdom endogene, interne natuurlike dwelms wat die hoë van 'n straat dwelms naboots. Verslawing aan pornografie (masturbasie) is verslawing aan wat ek erototovins noem – verstandsveranderende dwelms produseer deur die kyker se eie brein." Dr Judith Reisman.

"Pornografie (masturbasie) veroorsaak belangrikheid - 'n onvermoë om met jou eie seksuele krag te funksioneer. As hy 'n toneel moet voorstel om werklik die hoogtes van voltooiing met hierdie persoon te bereik, dan is hy nie meer met sy eie krag nie, is hy? Hy is gestroop. Hy is gekaap. Hy is ontmasker. Hy het in werklikheid. Is visueel gekastreer "
Dr Judith Reisman.
Die eerste ding wat geen mediese dokter vir jou oor masturbasie sal vertel nie, is dat dit hoogs verslawend is.

HOOFSTUK TWEE.
Oormatige masturbasie beïnvloed jou breinselle.

"Ek het hierdie afgryslike daad vir 20 JAAR gedoen en het net soos onlangs uitgevind al die vernietigende resultate wat dit op jou verstand, sielkundige gesondheid en jou liggaam het. Vir ENIGE sogenaamde 'dokter' of 'deskundige' om dit te waag om te leer en te verduidelik dat hierdie sonde, hierdie groot onreg eintlik goed vir jou is – mag die Here God genadig en regverdig met daardie persoon of persone handel.
Hierdie afskuwelike daad veroorsaak nie net laer spermtelling nie...kyk wat dit aan die persoon doen: depressie, skuldgevoelens, skisofrenie, afgestompte intellek en begrip, gevoelens van waardeloosheid, hoogs ongebalanseerde senuwees en bui...hierdie is net 'n PAAR van die lang vernietigende resultate.

Baie, insluitend myself, is herhaaldelik keer op keer vertel hoe ongesond hierdie daad is. Vir een is dit 'n groot en aanstootlike sonde teen God en jou eie liggaam. Pornografie is ook vernietigend, want dit verwoes verhoudings en die moontlikheid om 'n werklik gelukkige en gesonde een te handhaaf. Hou op om te kyk hoe dit jou in die daad laat voel. Oorweeg- OORDENK!!- WAT IS DIE LANK, MOONTLIK BLOUWENDE EFFEKTE DIT OP JOU VERSTAND EN GESINDHEID EN INTELEK HET.
Soos baie, het ek die waarskuwings geïgnoreer omdat ek nie die vernietigende resultate wat dit in my gedagtes gehad het, gesien en ten volle begryp het nie! Nou het ek 'n slegte fokus en angsprobleme. Ek kan nie fokus of dinge waarneem op die manier waarop God my brein geskep het om te kan nie. Ek het hulp nodig"

"Ek sou opreg en eenvoudig wees. Ek is in 'n sterk Moslem-
agtergrond gebore. Ek is die eersgeborene en enigste manlike kind.
Op die tere ouderdom van 6 het die huishulp my daardie tyd tot die
daad van seks gelok. Sy het my mishandel as ek weier, so ek het
altyd in vrees gelewe. As gevolg van daardie konstante gebeurtenis
het ek ten volle geïntrigeerd geraak oor seks. Ek het gedink ek geniet
dit, maar ek het dieper in slawerny ingegaan. Ek is nou 36 jaar en
nog nie getroud nie, en ek masturbeer steeds. Ek is nie trots daarop
nie, maar die verslawing is regtig baie diep. Ek het hulp nodig
daaruit.

Toe ek op die universiteit was, het ek in die bybel die vers gelees
wat sê: "Hoe ook al sy sonde verberg, sal nie voorspoedig wees nie,
maar wie dit bely en verlaat sal barmhartigheid verkry" Ek het
gegaan en vir my dominee oopgemaak dat ek masturbeer. Die man
het gereageer en vir my gebid asof ek een van die vuilste sondaars
op aarde was. So ek het meer hopeloos gegaan. Ek het hierdie sonde
aan drie verskillende pastore bely, maar het opgemerk dat hierdie
pastore nie opvolg nie, en ek vind dat ek steeds hierdie sonde pleeg.
Ek het al verskeie kere opgestaan vir altaaroproep, maar tog, gaan
terug na hierdie sonde. Ek is bang dat ek my gesondheid (brein,
verstand) seermaak en wil die gewoonte stop.
Asseblief, ek het julle gebede nodig"

"Ek is al meer as 15 jaar verslaaf aan pornografie en masturbasie, is
daar enige manier om hierdie slegte gewoonte te stop. Ek het baie
keer probeer om dit te stop, maar almal het misluk. die langste
tydperk van voorkoming om pornografie en masturb te kyk was 1
maand. en ek het depressie, mistigheid in die brein gevoel gedurende
die dae met proewe om masturbasie te voorkom. thx verskoon my
vir my slegte Engels ek het hulp nodig"

"Ek het die video gekyk, jou brein oor pornografie, die boek gelees,
die pornografiese kring en ek het goeie kennis oor hoe pornografie
en masturbasie ons verstand en liggaam bederf. dankie aan julle
mense wat die lig op hierdie onderwerp werp. maar ek het steeds die
probleem. Ek is al 15 jaar lank pornografie en masturbasie
verslaafde, het duisende keer probeer ophou en misluk. wanneer ek
in die versoeking kom, help die kennis van breinchemikalieë my nie
om op te hou masturbeer nie. is daar enige praktiese ding om die
sterk drang te oorkom? help my asseblief…"

"Ek baklei ook met hierdie sondige begeertes maar tevergeefs,
vandag is my 4de week van ophou met masturbasie, maar ek ervaar
geen verandering van hoe dit 'n groot verlies aan my geheue en
intelligensie gelaat het nie, ek voel so uitgeput. hierdie gewoontes
het gemaak dat ek my eindeksamen vir omtrent drie keer gedruip
het. Dit maak my regtig pyn, en soms voel ek om selfmoord te pleeg.
Help my asseblief uit. Ek haat myself nou regtig. Ek het jou regtig
dringend nodig"

"Ek masturbeer al vir 'n jaar en 'n half na pornografie en het 'n
kliniese depressie daarvan en neem antidepressante en antipsigotika
en slaapmedisyne.
Dit het my lewe vernietig"

"Ek is nou al vir 10 jaar in pornografie en masturbasie. Eerlik, ek
wou dit ophou, maar ek vind altyd dat ek teruggaan daarna. Wanneer
ek toegang tot die internet het en ek alleen is, moet ek soveel
pornvideo's besoek en aflaai. Dit raak my akademici en geestelike
lewe. Wat doen ek asseblief? "

"Ek is 15 jaar oud! En sedert twee jaar kyk ek pornografie en masturbeer! Ek wil dit regtig los! Maar ek kon nie! Ek weet nie hoe om daardie gewoonte te verlaat nie! As gevolg hiervan word my studies, my verhouding met Jesus, my sangvaardighede aangetas! ???"

Virtueel op daaglikse basis ontvang ek masserings soos die een keer hierbo, van kla deur masturbator, dat as gevolg van oormatige masturbasie die volgende ervaar: (1) geheue mislukking (Maklik om dinge te vergeet) (2) depressie (3) geestelike uitdagings.

So in hoofstuk 2 sal ek op die brein fokus om te sien of daar enige wetenskaplike rugsteun is as hierdie bewerings werklik is.

"Kompulsiewe masturbasie lei daartoe dat die brein gedreineer word van die hormoon asetielcholien, wat 'n neurotransmitter is. Die liggaam vervang asetielcholien met stres-adrenalien wat geheueverlies en 'n gebrek aan fokus kan veroorsaak. Gevolglik kan oormatige masturbasie geheueverlies veroorsaak."

mansmatter.com

"Baie masturbasieverslaafdes is geneig om geestelik benoud, eensaam en skaam te bly en ondervind probleme met geheue, fokus en konsentrasie. So 'n toestand dreineer motoriese neurone en neurospiere van aseticholien, wat aandui dat die brein oordreineer is van die chemikalie.

Te veel masturbasie kan ook 'n paar fisiese gevolge hê, soos verlies van sig, hare of gewig en genitourinêre en hepato-galprobleme. Masturbasieverslawing kan morele waardes negatief beïnvloed, met gereelde skuldgevoelens wat jou hele lewe beïnvloed.

Oormatige masturbasie kan wanbalans van chemikalieë in die brein veroorsaak, wat lei tot geheueverlies, afwesigheid, oog swaai, en gebrek aan konsentrasie. Dr Elist.

"Wat gebeur in jou brein wanneer jy masturbeer?

Dr Norman Doidge, skrywer van The Brain that Changes Itself, sê daar is twee afsonderlike plesierstelsels in ons brein: een vir opwindende plesier en 'n ander vir bevredigende plesier. Masturbeer aan fantasieë en veral pornografie aktiveer die opwindende stelsel, maar laat die bevredigende stelsel uitgehonger vir "die regte ding". Die opwindende stelsel word aangevuur deur die neurochemiese dopamien. Dopamien fokus ons aandag, gee ons brein 'n bietjie goedvoel-beloning, help ons om seksueel opgewonde te raak en gereed te maak vir seks. Die bevredigende stelsel behels eintlik om seks te hê—om aan te raak, te soen, te streel en werklik met iemand te skakel—wat 'n kalmerende, vervullende plesier verskaf. Die probleem met masturbasie is dat die bevredigende stelsel nooit geaktiveer word nie.

Hoe meer 'n mens masturbeer na pornografie, hoe meer dopamien word in die brein vrygestel. Uiteindelik, dopamien reseptore en seine moegheid, laat die kyker wil meer, maar nie in staat is om 'n vlak van tevredenheid te bereik. Hierdie desensitisering beïnvloed op sy beurt die prefrontale korteks - die "uitvoerende beheer" sentrum van die brein - wat veroorsaak dat wat hipofrontaliteit genoem word. Dit beteken 'n verlies aan selfbeheersing en 'n geneigdheid tot verslawende gedrag" Covanant eye.

"Om pornografie te kyk en te masturbeer, verswak eintlik die streek van ons brein wat bekend staan as die cingulate korteks—die streek wat verantwoordelik is vir morele en etiese besluitneming en wilskrag. Dit beteken die kompulsiewe "behoefte" voel om na pornografie te kyk"

Dr William Struthers.

"Dopamien is een van die superhelde van die brein omdat dit soveel kragte het. As iemand jou dopamien kan wegsuig, sal dit erger wees as om in 'n kluis van kriptoniet te sit. Selfs superman sou niks doen nie. Hy sal dalk nie eers eet of drink nie. Dopamien fokus jou aandag op watter take ook al op hande is en motiveer jou vorentoe. Dit aktiveer of verbeter beloningskringloop wat jou goed laat voel. En dit speel ook 'n groot rol in geheue.

Dit help ons om te onthou wat belangrik is in ons omgewing, en om die gepaste reaksie op 'n stimulus te onthou."
Dr William Struthers.

William Struthers (PhD, Universiteit van Illinois in Chicago), is medeprofessor in sielkunde by Wheaton College in Wheaton, Illinois, waar hy kursusse oor gedragsneurologie, mans en verslawings, en die biologiese basisse van gedrag aanbied.

"Daarenteen beïnvloed pornografie en masturbasie die brein baie soos 'n verslawende dwelm deur toenemende hoeveelhede dopamien te veroorsaak. Met verloop van tyd bou die brein 'n verdraagsaamheid op vir die oormaat dopamien en vereis óf meer toegang óf meer ekstreme inhoud (of soms albei) om dieselfde vlak van waargenome plesier te bereik"met internetpornografie. 'n Neurowetenskap van internetpornografie. hiermee verband hou "Baie misbruikte middels veroorsaak direk dopamienafskeiding – sonder dat ons hoef te werk om 'n doel te bereik. Dit kan die dopamienbeloningstelsel beskadig. In pornografie en masturbasie kry ons "seks" sonder die werk van hofmakery. Nou wys skanderings dat pornografie ook die beloningsentrum kan verander."—Guardian, 2013.

is alleenwees, voyeurisme, klik, soek, veelvuldige oortjies, vinnig
vorentoe, voortdurende nuwigheidskok en verrassing.
"Neuroplastisiteit, op sy mees basiese vlak, verwys na die brein se
vermoë om te verander. Toe jy geleer het om fiets te ry, het jou brein
nie net die stappe wat betrokke is by fietsry logies verwerk nie, jou
brein het homself letterlik fisies verander in 'n brein wat gebou is vir
fietsry.
 Dit kan homself vorm en vorm, soos speeldeeg, aangesien dit op
kragte en ervarings van buite reageer. Of jy nou leer om jou
gunsteling liedjie op die kitaar te speel, jou springskoot te oefen, of
daardie TikTok-dans te vervolmaak, daardie chemikalieë in jou brein
is hard besig om daardie paaie te versterk. Maar ongelukkig vind
dieselfde proses van neuroplastisiteit plaas wanneer jy ongesonde
gedrag beoefen, ook soos pornografie en masturbasie.”
die nuwe dwelm te beveg.

"Pornografie en masturbasie beïnvloed die brein deur 'n "intense
stimulering van ons beloningstelsel" wat uiteindelik
"pornografieverbruik meer lonend maak"
 Simone Kühn en Jürgen Gallinat.

“Wanneer mans na pornografie kyk en masturbasie beoefen, ervaar
hulle oplewing na oplewing van dopamien in die brein. Die brein
word uiteindelik moeg, wat die produksie van dopamien stop, laat
die kyker meer wil hê, maar nie in staat is om 'n vlak van
bevrediging te bereik nie.

Gevolglik hou alledaagse plesier op om opwinding te veroorsaak en die kyker soek meer nuwe, meer intense pornografie om dieselfde hoogtepunt as voorheen te kry. Hierdie wanbalans in die brein lei tot baie probleme: impotensie met jou gade, gereelde masturbasie met baie min bevrediging, angs, moegheid, gebrek aan motivering, onvermoë om te konsentreer, en eskalerende smaak vir meer bisarre of nuwe pornografie.

Gary Wilson

Gary Wilson: het jare lank oor menslike patologie, anatomie en fisiologie geleer en het lank belanggestel in die neurochemie van verslawing, paring en binding. Voor ek vergeet hy die skrywer van pornografie op jou brein.

Ek het saamgestem dat oormatige masturbasie negatiewe uitwerking op die breinselle (hormone) het wat tot die volgende lei:

(1) Breinbelonende kringloop:

(A) Onbevredigende drang.

Skep onbevredigende drang na masturbasie, pornografie en ander eksplisiete materiaal.

(2) Kognitiewe effek:

(A) Chroniese moegheid.

 "Gegewe dat dopamien 'n neuromodulator is wat 'n veranderlike effek op kognisie het (dit wil sê te lae of te hoë vlakke van dopamien verbeter nie kognitiewe funksionering nie), is dit waarskynlik dat dit 'n soortgelyke effek op moegheid het. Dit wil sê, moegheid kan die gevolg wees van te veel of te min dopamien in die brein."

Nasionale Biblioteek van Geneeskunde.

(B) Slapeloosheid.

Melatonien is 'n hormoon wat deur die pineaalklier geproduseer word wat met die liggaam se slaap-wakker-siklus geassosieer word.

Dit help om die liggaam se sirkadiese ritme te reguleer, sodat jy kan val - en aan die slaap bly.

Ontwrigte of swak slaap kan 'n impak hê op melatonien en die rol daarvan in die bevordering van slaap in die brein. Melatonien beheer meer as 500 gene in die liggaam, insluitend die gene wat by die immuunstelsel betrokke is, so die bestuur van jou melatonien met goeie slaap is die sleutel,

Dr. Sara Gottfried MD

(C) Breinmis.

"Breinmis is 'n term wat 'n toestand van geestelike verwarring, gebrek aan fokus, swak geheue en moeilikheid om duidelik te dink beskryf.

Skildklierhormone: Hierdie hormone beheer die metaboliese tempo van die liggaam en beïnvloed die energievlakke, bui en kognitiewe funksie. Lae skildklierhormone (hipotireose) kan breinmis, moegheid, gewigstoename, depressie en geheueverlies veroorsaak. Hoë tiroïedhormone (hipertireose) kan breinmis, angs, slapeloosheid, prikkelbaarheid en senuweeagtigheid veroorsaak."

Goue blaar gesondheid sentraal.

(D) Geestelike uitputting (geestelike moegheid)

geestelike uitputting kan gebeur wanneer jou brein te veel stimulasie ontvang of 'n intense vlak van aktiwiteit sonder rus moet handhaaf.

Simptome van geestelike moegheid.

. Voel 'n gebrek aan belangstelling in normale aktiwiteite.

• 'n Gebrek aan motivering by die werk en in jou persoonlike lewe.

• 'n Gevoel van kwyn of gebrek aan doel in die lewe.

• Buierigheid en prikkelbaarheid.

• Raak maklik geïrriteerd met ander.

• Sinisme, twyfel en pessimisme.

HOOFSTUK DRIE.
LIGGAAMVOEDINGTEKORT.

vir ons om dit regtig te verstaan, gaan ons na menslike semenfisiologie kyk. Ek bedoel die chemiese elemente waaruit semen bestaan.

En wanneer daar 'n tekort is hoe die liggaam reageer:

"Semen, ook genoem seminale vloeistof, vloeistof wat uit die manlike voortplantingskanaal vrygestel word en wat spermselle bevat, wat in staat is om die wyfie se eiers te bevrug. Semen bevat ook vloeistowwe wat kombineer om seminale plasma te vorm, wat help om die spermselle lewensvatbaar te hou.

Tydens die proses van ejakulasie word vloeistowwe uit die prostaatklier en seminale vesikels bygevoeg, wat help om die konsentrasie sperm te verdun en 'n geskikte omgewing daarvoor te bied. Vloeistowwe wat deur die seminale vesikels bygedra word, is ongeveer 60 persent van die totale semenvolume; hierdie vloeistowwe bevat fruktose, aminosure, sitroensuur, fosfor, kalium en hormone bekend as prostaglandiene.

 Die prostaatklier dra ongeveer 30 persent van die seminale vloeistof by; die bestanddele van sy afskeidings is hoofsaaklik sitroensuur, suurfosfatase, kalsium, natrium, sink, kalium, proteïensplitsende ensieme en fibrolisien ('n ensiem wat bloed- en weefselvesels verminder). 'n Klein hoeveelheid vloeistof word deur die bulboretrale en uretrale kliere afgeskei; dit is 'n dik, helder, smeerproteïen wat algemeen bekend staan as slym.

Noodsaaklik vir spermmotiliteit (selfbeweging) is klein hoeveelhede kalium en magnesium, die teenwoordigheid van voldoende hoeveelhede suurstof in die plasma, behoorlike temperatuur en 'n effens alkaliese pH van 7 tot 7,5. Sulfaatchemikalieë in semen help om te verhoed dat die spermselle swel, en fruktose is die hoofvoedingstof vir spermselle.

Die totale volume semen vir elke ejakulasie van 'n menslike mannetjie is gemiddeld tussen 2 en 5 ml (0,12 tot 0,31 kubieke duim); by hingste is die gemiddelde ejakulasie ongeveer 125 ml (7,63 kubieke duim). By mense bevat elke ejakulasie normaalweg 200 tot 300 miljoen sperm. Semen bevat dikwels gedegenereerde selle wat afgesny word van die netwerk van buisies en buise waardeur die semen gegaan het."

Bron: Britannica.

Dokters het geglo dat hulle soos masturbasieverslawing of oormatige masturbasie newe-effekte opmerk. Hulle is geen kwaad in die daad wat hulle vir mense sê nie.
Maar hulle glo in seksuele uitputting en my vrae is wat veroorsaak seksuele uitputting?

Die gereelde vrystelling van semen in die naam van masturbasieverslawing sal beslis lei tot 'n tekort aan hierdie elemente waaruit die semen bestaan het.
En hierdie tekort lei tot betekenisvolle simptome wat verband hou met oormatige masturbasie, laat ons byvoorbeeld na sink kyk.
"Wat is sinktekort?
Sinktekort is wanneer die liggaam nie genoeg van die mineraal sink het nie. Sink is belangrik vir die immuunstelsel, wondgenesing en normale groei en ontwikkeling tydens swangerskap, kinderjare en adolessensie.
Wat is die simptome van sinktekort?
Sinktekort kan lei tot velveranderinge wat aanvanklik soos ekseem lyk. Daar kan krake en 'n geglasuurde voorkoms op die vel wees, wat dikwels rondom die mond, doekarea en hande voorkom. Die uitslag word nie beter met bevogtigers of steroïedroom of lotions nie.

Mense met sinktekort kan ook ervaar:
- haarverlies
- veranderinge in hul naels
- diarree
- meer infeksies
- prikkelbaar voel
- eetlus verloor
- impotensie
- oogprobleme
- gewigsverlies
- wonde wat lank neem om te genees
- gebrek aan smaak en reuk"

Bron healthdirect

Haarverlies word ook geassosieer met oormatige masturbasie newe-effekte.

Watter aminosure-tekort lei tot:
Aminosure is verbindings wat kombineer om proteïene te maak.
Wanneer 'n persoon 'n kos eet wat proteïene bevat, breek hul
spysverteringstelsel die proteïen af in aminosure. Die liggaam
kombineer dan die aminosure op verskeie maniere om
liggaamsfunksies uit te voer.
'n Gesonde liggaam kan die ander 11 aminosure vervaardig, so dit
hoef gewoonlik nie die liggaam deur die dieet binne te gaan nie.
Aminosure bou spiere, veroorsaak chemiese reaksies in die liggaam,
vervoer voedingstowwe, voorkom siekte en voer ander funksies uit.
 Aminosuurtekort kan lei tot afname
immuniteit,
spysverteringsprobleme,
depressie,
vrugbaarheidsprobleme,
 Verminder geestelike waaksaamheid,
 vertraagde groei by kinders, en baie ander gesondheidskwessies.
Bron: medicalnewstoday

’n Fosfortekort is ongewoon. Dit gebeur wanneer die liggaam lae
vlakke van hierdie noodsaaklike mineraal het. Swak dieet of
eetversteurings kan bydra tot 'n tekort. Ander mediese toestande of
situasies wat vlakke laat daal, sluit in diabetes, oorgeërfde afwykings
en alkoholisme.
Wat is die simptome?
Jy kan 'n aantal beenverwante simptome ervaar as jy 'n fosfortekort
het. Byvoorbeeld, jy kan beenpyn of brose bene hê wat makliker
breek. Verlies aan eetlus is nog 'n simptoom wat dit moeilik kan
maak om jou fosforvlakke te verhoog deur 'n gesonde dieet.

Ander simptome sluit in:
- angs
- moegheid
- onreëlmatige asemhaling
- prikkelbaarheid
- gewrigstyfheid
- gevoelloosheid
- swakheid
- veranderinge in liggaamsgewig

Daarbenewens kan kinders wat nie genoeg fosfor in hul liggame het nie swak groeipatrone of probleme met been- en tandontwikkeling ervaar.   Bron: Healthline.

Wat is kaliumtekort?

Kaliumtekort is wanneer 'n persoon abnormaal lae vlakke van kalium in hul liggaam het. Dit word ook hipokalemie genoem. Kalium is 'n mineraal wat help om vloeistof in die liggaam te reguleer en spiere en senuwees help om behoorlik te werk. Dit word in selle gevind en is noodsaaklik vir goeie gesondheid.

Wat is die simptome van kaliumtekort?

As jy lae vlakke van kalium het, kan simptome die volgende insluit:
- swakheid
- voel moeg
- spierkrampe
- verwarring
- hardlywigheid
- 'n abnormale hartritme (aritmie) – hartklop oorgeslaan of 'n onreëlmatige hartklop
- tinteling of gevoelloosheid
- verhoogde urinering

Bron: gesondheid direk.

,

Natriumtekort

Hiponatremie vind plaas wanneer die konsentrasie van natrium in jou bloed abnormaal laag is. Natrium is 'n elektroliet, en dit help om die hoeveelheid water wat in en om jou selle is, te reguleer.

Tekens en simptome van hiponatremie kan die volgende insluit:

- Naarheid en opgooi
- Hoofpyn
- Verwarring
- Verlies aan energie, lomerigheid en moegheid
- Rusteloosheid en prikkelbaarheid
- Spierswakheid, spasmas of krampe
- Toevalle
- Koma

Bron: Mayo Clinic.

Uit die bogenoemde feite word vasgestel dat oormatige masturbasie nie net die breinhormone affekteer nie, maar dit veroorsaak 'n tekort aan voedingstowwe.

HOOFSTUK VIER.
VERSLAE UIT MY BERADINGSVORM.

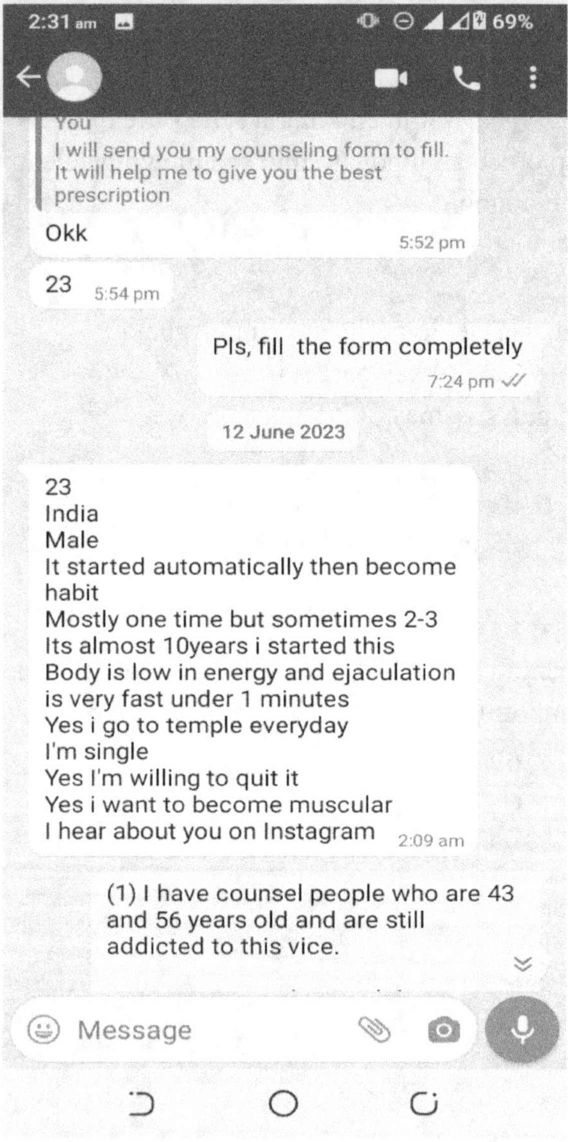

VERSLAE UIT MY BERADINGSVORM.

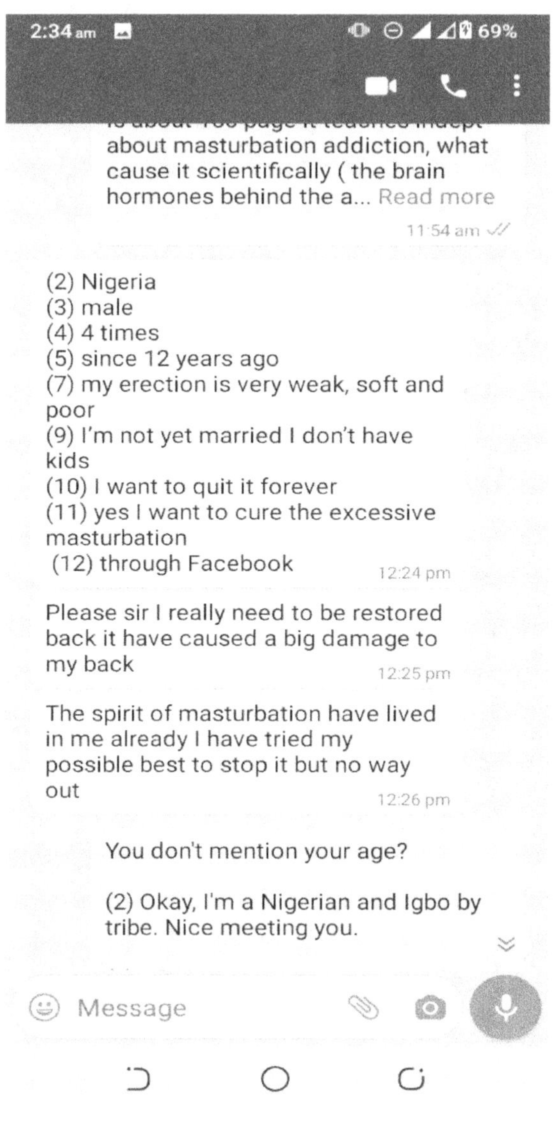

VERSLAE UIT MY BERADINGSVORM.

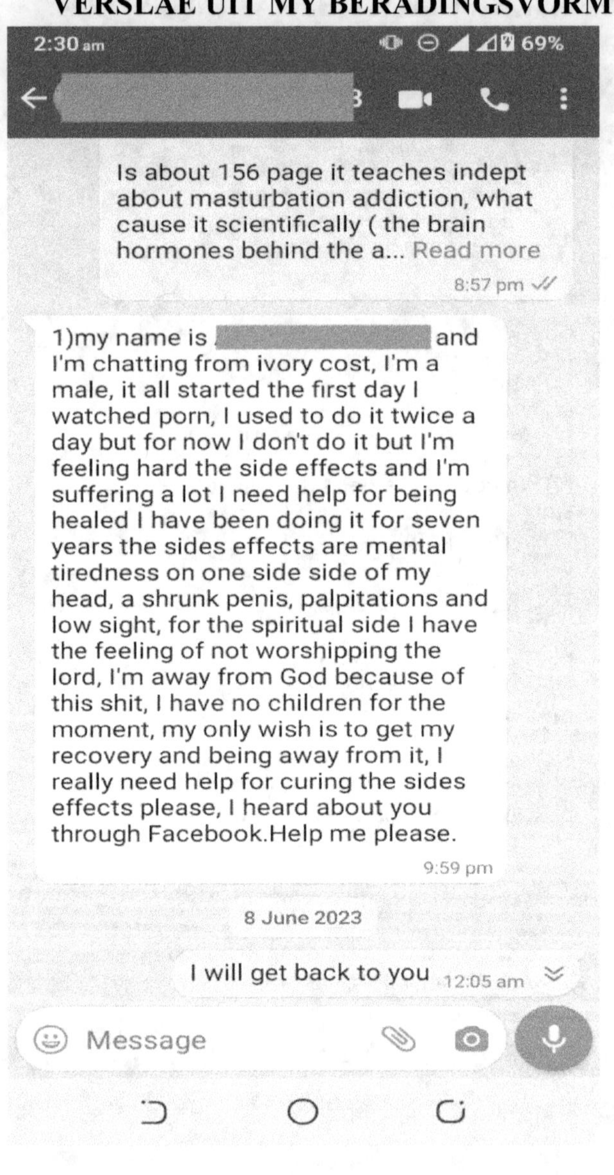

VERSLAE UIT MY BERADINGSVORM.

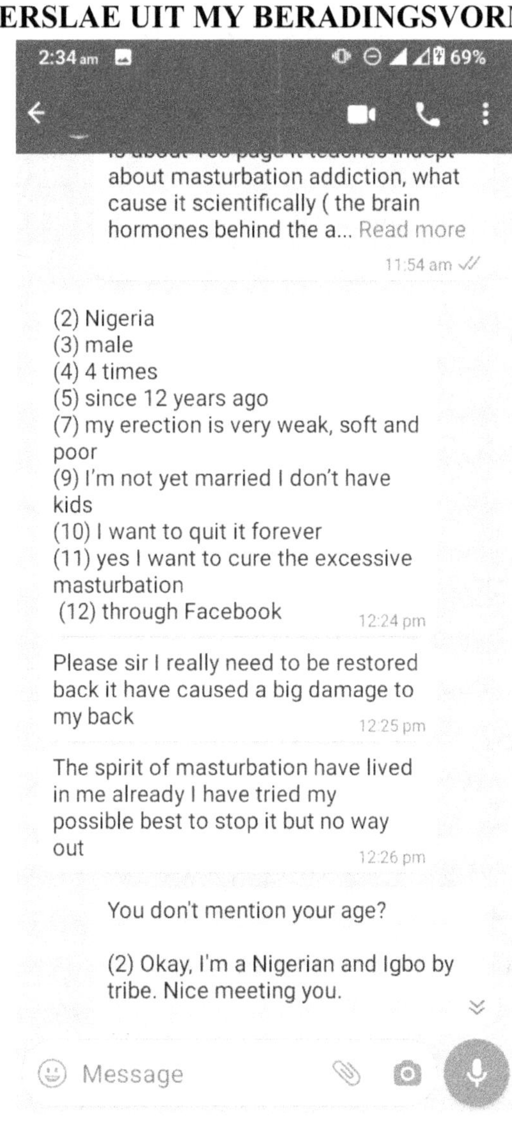

VERSLAE UIT MY BERADINGSVORM.

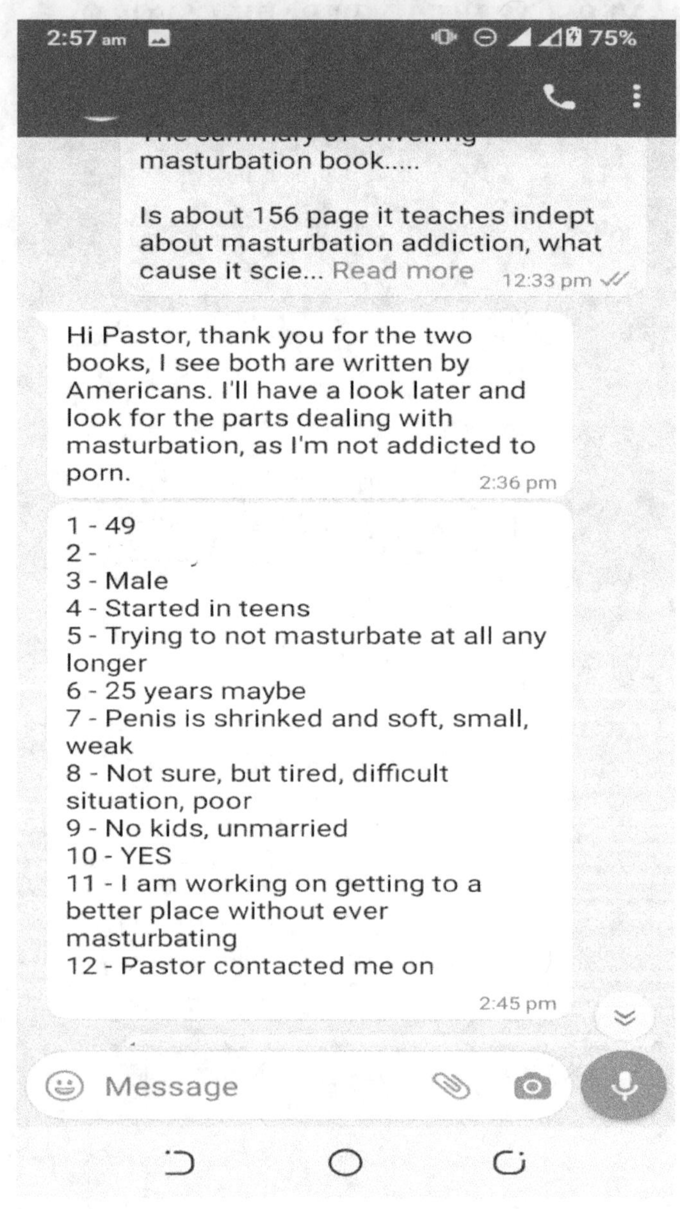

Algemene newe-effekte van oormatige masturbasie.

• Moegheid of chroniese moegheid.
• Slaapversteurings (slapeloosheid of hipersomnie).
• Lae rugpyn as gevolg van verlies aan kalsium as gevolg van oormatige verlies van seminale vloeistof.

• Afname in spermtelling.
• Verlies aan seksuele sensitiwiteit. baie algemeen onder dames.
• Fisiese en geestelike moegheid omdat dit baie energie behels.

• Vinnige veroudering. As gevolg van die verlies van oortollige vitale vloeistof, begin die menslike liggaam baie vinnig verouder.
• Dit lei tot hormonale verandering of in-balans in die liggaam.
• Verloor geheue.
• Droë vel.

• Interne hitte in die liggaam.
• Dit veroorsaak voortydige ejakulasies
• Dit laat die penis krimp, ek bedoel nie groei tot volle grootte nie.

• Dit veroorsaak ereksieprobleem (erektiele disfunksie)
• Dit veroorsaak hare val.
. Dit veroorsaak sagte ereksies.
. Dit veroorsaak lekkende semen.

HOOFSTUK VYF.

Hoekom beveel ek moringablaar aan as die beste geneesmiddel vir newe-effekte van oormatige masturbasie?

Moringa ook bekend as drumstick blare is blaargroentes wat algemeen in dele van Indië en Afrika voorkom. Nou word Moringa-bome oor die hele wêreld geplant vir sy medisinale eienskappe en voordele. Moringa boom is 'n kragbron van noodsaaklike vitamiene en minerale. Elke deel van die moringaboom het bewese voedings- en mediese voordele. Sommige noem dit selfs die "Wonderboom." Die sade, blomme, blare en die stokkies is baie goed vir die liggaam en ook heerlik.

Maar ons sal die blare beperk. Moringa-blare het meer as 92 voedingstowwe en meer as 46 antioksidante. Moringa-blare bevat vesel, vetproteïene en minerale soos Ca, Mg, P, K, Cu, Fe en S.

Vitamiene soos vitamien-A (beta-karoteen), vitamien B-cholien, vitamien B1-tiamien, riboflavien, nikotiensuur en askorbiensuur is teenwoordig. Verskeie aminosure soos Arg, His, Lys, Trp, Phe, Thr, Leu, Met, Ile, Val is teenwoordig. Fitochemikalieë soos tanniene, sterole, saponiene, terpenoïede, fenole, alkaloïede en flavonoïede soos quercitin, glikosied en vele meer. En in vergelyking met ander produkte met hoë voedingstowwe is die verskil duidelik.

- 7 keer meer Vitamien C as lemoene,
- 25 keer meer yster as Spinasie,
- 10 keer meer Vitamien A as wortels,
- 17 keer meer kalsium as melk,
- 9 keer meer proteïen as jogurt,

- 15 keer meer kalium as piesangs.
- 30 keer meer vitamien B2. 6 keer meer sink. 3 keer meer yster as Amandels.

- 17 keer meer kalsium as Collard setperke.
- 4 keer meer Vitamien-E as Mielieolie.
- 4 keer meer Aminosuur as Gaba Tee.
- 4 keer meer vesel as Hawer.

- 50 keer meer Vitamien-B3 as grondboontjies.
- 34 keer meer magnesium. 2 keer meer proteïen as eiers.
- 100 keer meer gaba en 30 keer meer R Aminosuur as Bruinrys.
- 2 keer meer Aminosure as Swartasyn.
- 2,8 keer meer Yster as Beeslewer.

- 6 keer meer Aminosure as Knoffel.
- 2 keer meer proteïen, 4 keer meer yster, 3 keer meer en 2,5 meer vesel as boerenkool.
- 123 keer meer Vitamien-A, 4 keer meer vitamien C, 13 keer meer vitamien E, 10 keer meer yster, 21 keer meer kalsium en 5 keer meer proteïen as Matcha.
- 4 keer meer vitamien B1 as varkvleis.
- 2 keer meer proteïen, 11 keer meer kalsium en 2,5 keer meer yster as Quinoa.
- 6 keer meer vitamien E as Koolsaadolie.
- 10 keer meer vitamien C as rooi druiwe.
- 8 keer meer Polifenol as Rooiwyn.
- 50 keer meer vitamiene B2 as Sardientjies.
- 2 keer meer proteïen as sojabone.
- 14,5 keer meer kalsium, 5 keer meer yster, 9 keer meer vesel en 15 keer meer vitamien A as Spirulina.
- 15 keer meer vesel as koring.

• 4 keer meer Chlorofil as koringgras.

Hoekom is moringablare die beste om die newe-effekte van oormatige masturbasie te genees?

(1) Al die voedingstowwe wat die masturbator verlies op die proses van hierdie dade moringa blare het dit in oorvloed.
(2) Moringa-blare vervang nie net die verlore chemiese elemente wat die tekort veroorsaak nie, maar op hierdie tydstip herlaai dit en herstel die liggaamstelsels.
(3) Al my studente van ONTLUKKING MASTURBASIE BOEKKURSUS (Is 'n boek wat leer hoe om masturbasieverslawing te stop en hoe om die newe-effekte te genees)
Genees die newe-effekte met in 31 dae van die gebruik van Moringa-blare.

Getuienisse van my studente na 2 weke se gebruik van moringablare.

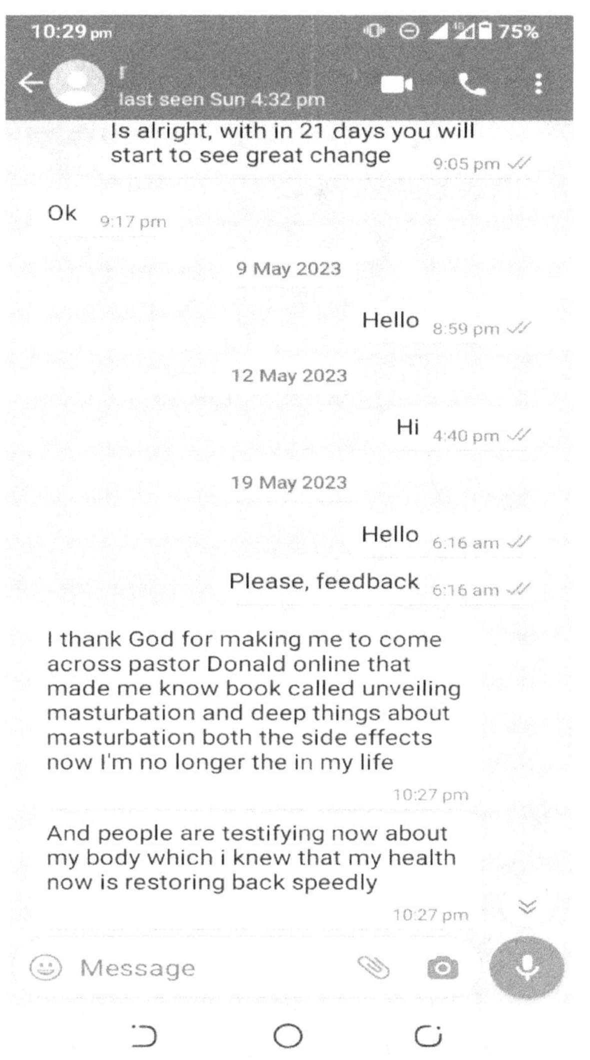

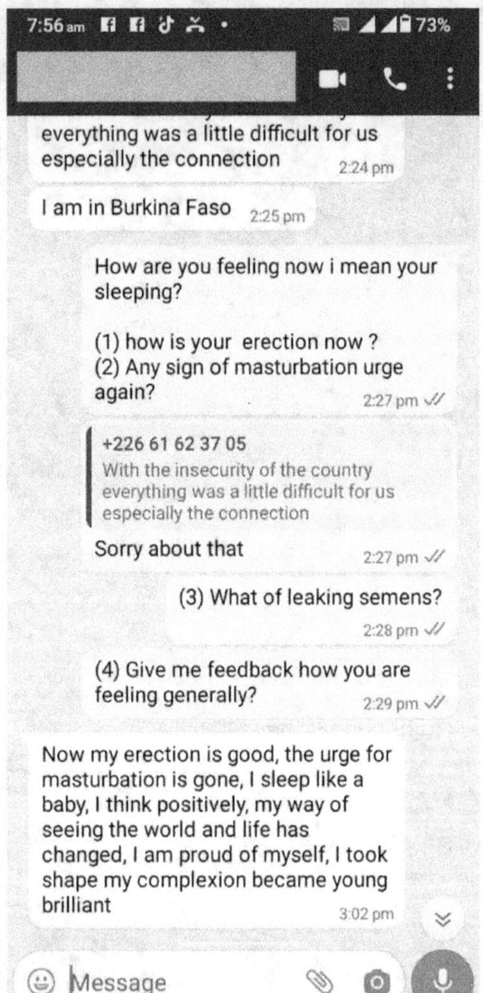

7:56 am   73%

everything was a little difficult for us
especially the connection   2:24 pm

I am in Burkina Faso   2:25 pm

How are you feeling now i mean your
sleeping?

(1) how is your erection now ?
(2) Any sign of masturbation urge
again?   2:27 pm

+226 61 62 37 05
With the insecurity of the country
everything was a little difficult for us
especially the connection

Sorry about that   2:27 pm

(3) What of leaking semens?
                                 2:28 pm

(4) Give me feedback how you are
feeling generally?   2:29 pm

Now my erection is good, the urge for
masturbation is gone, I sleep like a
baby, I think positively, my way of
seeing the world and life has
changed, I am proud of myself, I took
shape my complexion became young
brilliant   3:02 pm

Message

In die boekkursus bespreek ek in besonderhede hoe om moringablare vir gebruik voor te berei, hoe om dit te meng, en die dosis vir effektiewe resultate.

 Die voordele wat jy sal kry deur KURSUSSE ONTHUISING MASTERBASIE?

(1) Toegang tot die persoonlike instrukteur wat jou hand sal vashou na vryheid.

(2) Jy kry vryheid van Masturbasie-verslawing deur wat jy uit hierdie boek leer.

(3) Jy sal leer hoe om swak, sagte ereksie en vinnige ejakulasie om te keer. deur die kruie (moringa) in hierdie boek.

(4) Jy sal leer hoe om Krimp en klein penis terug te keer na normaal. deur die kruie.

(5) Jy sal leer hoe om moegheid (lyfpyn) en middellyfpyn te genees deur die kruie wat in hierdie boek vervat is.

(6) Jy sal kennis kry van hoe om Lekkende semen om te keer.

(7) Jy sal kennis kry van hoe masturbasieverslawing funksioneer.

Geestelike voordele sal jy kry deur in te skryf
in hierdie boekkursus?

(1) Jou geestelike groei sal stabiel wees deur wat jy uit hierdie boek geleer het.

(2) geestelike sensitiwiteit sal herstel word deur die vuurprogram wat in die boek vervat is.

(3) wat die vyande deur masturbasie gesteel het, sal herstel word deur die 21 dae-program wat in hierdie boek vervat is.

(4) gemeenskap met die Heilige Gees sal herstel word.

(5) jy sal die Geestelike implikasie van masturbasie verstaan.

(6) vryheid van geestelike vrou/man as gevolg van die geestelike deur wat deur pornografie en masturbasie oopgemaak word.

Opsomming van Onthulling Masturbasie-boekkursus.

(1) Is boekkursus wat opdragte vir gradering, berading, mentorskap en aanspreeklikheid insluit. dit is geskryf en ontwerp suiwer met die masturbeerder in gedagte.

(2) Elke hoofstuk kom met 'n opdrag wat studente moet doen en terughandig aan hul persoonlike instrukteur vir evaluering, berading en verdere instruksies.

(3) Is 'n boek wat in-diepte leer oor masturbasieverslawing en wat die verslawing veroorsaak (die breinhormone agter die verslawing & die gees agter die slawerny).
En hoe om die verslawing te stop, hoe om die newe-effekte om te keer.

is 172 bladsye, terselfdertyd dien dit as 'n
selfversorgingshandleiding dit bevat meer as 250 Heilige Gees
geïnspireer
geteikende bevrydingsgebedspunte met 21 dae program om die
drang na masturbasie dood te maak. dit leer ook oor die kruie
(moringa) wat die newe-effekte sal omkeer en hoe
om hulle te gebruik.

Kontakte:

+2348075320971
  Pastoor Don Onyeka Ugwu
    pastoor_don_onyeka_ugwu

Onthulling van Masturbasie.

    +2348148849602.

          pastordonaldonyekaugwu@gmail.com

www.ingramcontent.com/pod-product-compliance
Lightning Source LLC
Chambersburg PA
CBHW071103260726
48661CB00006B/2428